Ne Croyez Pas au Changement Facile

Découvrez la Puissance de l'Effort

Christophe Pank

Copyright : 2024 Par Pank

ISBN # : 9798337780825

Table des matières

Table des matières..5
Introduction...10
Chapitre 1 : L'effort...13
Chapitre 2 : Satisfaction ou Insatisfaction............17
Chapitre 3 : L'effort qui ne fait pas perdre............25
Chapitre 4 : L'autogratification............................29
Conclusion..33
Qui est Pank ?...41

Du même Auteur Chez HnO Edition

1/ *Initiation à l'Hypnose Classique Curative (Oct-2012)*
2/ *Méthode d'Auto Hypnose (Nov-2012)*
3/ *Hypnose et Régressions (Janv-2013)*
4/ *Initiation à l'Hypnose Urbaine (Dec-2012)*
5/ *L'ésotérisme décrypté par l'Hypnose (Avr-2013)*
6/ *Hypnose avec les Enfants (Mai-2013)*
7/ *Mieux éduquer ses enfants grâce aux outils de l'Hypnose (Juin-2013)*
8/ *CrossTherapy (Oct-2013)*
9/ *Mes Premiers pas sur la loi d'attraction (2013)*
10/ *Hypnose H-Ultra Ou Hypnose Profonde (Nov-2013)*
11/ *Laboratoire Hypnose Volume 1 (Oct-2013)*
12/ *CT Energetics : Magnétisme et Transes (Janv-2014)*
13/ *Chercheur sur la Loi d'Attraction (Janv-2014)*
14/ *Hypnose et Hypnosophie (Avr-2014)*
15/ *Apprendre le système TPA (Mai-2014)*
16/ *Hypnose et Posture du Praticien (Juil-2014)*
17/ *Hypnose et la Pre-test Therapie (Oct-2014)*
18/ *Base de PNL Interpersonnelle (Nov-2014)*
19/ *Base de la PnL Coaching (Fev-2015)*
20/ *Périple d'un Praticien d'Hypnose contre le Cancer (Fev-2015)*
21/ *Manuel de Formation à l'Auto Amour (Avr-2015)*
22/ *Hypnose et Douleur (Juil-2015)*
23/ *Cette Hypnose Ascendante nommée Hyperempiria (Sept-2015)*
24/ *Hypnose Elmanienne (Nov-2015)*
25/ *Questiosophie (Fev-2016)*
26/ *Crépuscule de l'Hypnose (Avril-2016)*
27/ *Pouvoir Limité (Mai-2016)*
28/ *Hypnose Spirituelle (Août-2016)*
29/ *Hypnose Invisible (Oct-2016)*
30/ *Hypnose et Anneau gastrique hypnotique (Janv-2017)*
31/ *Hypnose : Ses premiers pas comme praticien (Avr- 2017)*
32/ *Hyperempiria et Maitrise de soi (Juil-2017)*
33/ *Hypnose et Manipulation (Aout-2017)*
34/ *Manuel Auto-Coaching / Méthode EVAF (Oct-2017)*
35/ *Le Pouvoir du Loozer* (Fev-2018)*
36/ *Hypnose Globale : Routines vol1 (Mars-2018)*
37/ *Apprendre à décider (Juin-2018)*
38/ *Réflexions d'un chercheur martial Tome 1 (Sept-2018)*
39/ *Questiosophie, Cadre et posture (Oct-2018)*
40/ *Apprendre à se discipliner (Jan-2019)*
41/ *Bougeons notre ... (Jan-2019)*
42/ *Le 101 du nouvel embauché (Jan-2019)*
43/ *Hypnose Ericksonienne vs Hypnose Elmanienne (Fev-2019)*
44/ *Thérapie d'évitement de la Souffrance / TES (Avr-2019)*
45/ *Vivre L'instant présent... Perte de Temps ! (Juin-2019)*
46/ *Hypnose Globale : Routine vol 2 (Août-2019)*
47/ *Education de la Simplicité (Nov-2019)*
48/ *Le Typage Dynamique des Personnalités (Jan-2020)*
49/ *Voir le verre à moitié vide (Avril-2020)*
50/ *Réflexions d'un chercheur martial Tome 2 (Mai-2020)*

51/ Restons dans notre zone de confort et vivons ! (Juil-2020)
52/ L'art de la Question par la Questiosophie (Sept-2020)
53/ Je suis Violent (Nov-2020)
54/ Hypnose Fondamentale Vol1 (Fev-2021)
55/ Les Compagnons de l'Hypnose (Mars-2021)
56/ Hypnose Symbolique (Juin-2021)
57/ Accompagnement Thérapeutique par le conflit ATC (Aout 2021)
58/ Soyons des supports pour les autres (Sept-2021)
59/ Créer ses objectifs pour Avancer (Oct-2021)
60/ De la Meta à la PnL (Fev-2022)
61/ Hypnose, Transe et Facteur Critique (Mars-2022)
62/ Halte à la saturation ! Créons de l'Espace (Mai-2022)
63/ Méthode CONDOR (Août-2022)
64/ Auto Hypnose et Intuition (Sept-2022)
65/ On Ne change pas (Nov-2022)
66/ Nous sommes (S)Ombres (Janv-2023)
67/ Apprendre le contentement (Mars-2023)
68/ Revenir de ce voyage que l'on nomme transe (Juin-2023)
69/ La voie de la Gentillesse (Aout-2023)
70/ Hypnose Moderne Complémentaire au Médical et cancer (Oct-2023)
71/ Sois prêt à arrêter de fumer avec l'Auto Hypnose (Nov-2023)
72/ HypnoSexoThérapie (Dec-2023)
73/ Expérimenter la Transe Somnambulique Consciente (Fev-2024)
74/ Changer petit à petit (Mars-2024)
75/ Des masques aux écrans (Avr-2024)
76/ HypnoEthique #1 (Juin-2024)
77/ Réflexions Instantanées Vol 1 (Juillet-2024)
78/ La vie après 40 ans (Août-2024)
79/ Cadre, Posture et Questiosophie Vol 4 / Une FRESC de Questionnement (Sept-2024)
80/ Ne Croyez Pas au Changement Facile Découvrez la Puissance de l'Effort (Oct-2024)

Disponible en Anglais :

A/ My First Steps on the Law of Attraction (Feb 2013)
B/ Hypnosis and Pain Management: The Study of the Hypno-Analgesia Process (Jul 2015)
C/ Limited Power: Accepting Our Own Limits to Unlock Our True Potential (May 2016)
D/ Hyperempiria and Self-Mastery
E/ Energetics CrossTherapy (Jun-2017)
F/ Hypnotic Gastric Band (Sep-2017)
G/ Journey of a Hypnosis Practitioner Against Cancer (Dec-2017)
H/ Easy Tools for Self-Hypnosis (Jan-2018)
I/ Power of the Loser (Mar-2018)
J/ Learn to Decide (May-2018)
K/ Hypnosis and Mind Control (Apr-2019)
L/ The Path of Kindness (Apr-2023)
M/ Journey into Trance-Like States of Intensity (Nov-2022)
N/ Complementary Medical Hypnosis (CMH) and Cancer (Oct-2023)
O/ From Masks to Screens: The Social Masks of the 21st Century (fev-2024)
P/ HypnoEthics: Initial Reflections (May-2024)
Q/ Be Ready to Quit Smoking with Self-Hypnosis (Oct-2023)

Introduction

La grande majorité des consultants dans mon cabinet nourrissent un jour l'idée que l'hypnose peut être un outil magique capable de les transformer avec un minimum d'effort. C'est une croyance alimentée par les succès retentissants des praticiens qui adorent mettre en avant leurs travaux et les résultats les plus impressionnants qu'ils ont obtenus.

Nous nous retrouvons alors dans un cercle vicieux qui peut nuire à notre discipline, l'hypnothérapie. Si une séance ne produit pas des résultats magiques, certains en concluent que l'hypnose ne fonctionne pas sur eux ou que leur thérapeute n'est pas assez compétent pour traiter leur problème. Cette attitude déresponsabilisante se résume à dire : "La méthode ne fonctionne pas, je n'y peux rien." Comme pour beaucoup de choses dans notre quotidien, il est essentiel de garder à l'esprit un équilibre 50/50. Nous ne pouvons pas tout faire, mais le système ou le monde extérieur ne peut pas non plus agir à notre place.

Ici encore, une erreur est imputable à notre profession, qui aime dire qu'une personne franchissant la porte du cabinet a déjà fait le plus difficile, que son subconscient est déjà engagé dans une démarche de mieux-être. C'est faux. Certes, il y a une motivation, mais on ne sait pas toujours si elle est intrinsèque ou extrinsèque, et cela ne suffit pas à garantir la réussite de l'action entreprise.

Il est essentiel de se dire que ce que nous mettons en place demandera de l'effort. J'ai déjà partagé cela dans un essai précédent, mais je me souviens que, dans ma vingtaine, une amie me vendait l'idée que parce que je pensais que tout demandait de serrer les dents et que tout pouvait être une guerre, j'allais attirer cela dans ma vie.

Conclusion, 25 ans plus tard : ce n'a pas été le cas. J'ai une vie relativement simple, et je suis prêt à fournir l'effort nécessaire lorsque les choses ne se passent pas comme je l'aurais souhaité. J'ai une vie qui répond vraiment à mes attentes, et je suis dans un contentement profond.

Elle, qui croyait en la loi de l'attraction et procrastinait en se disant qu'avec la bonne action tout changerait, ne se retrouve absolument pas dans une vie qui correspond ne serait-ce qu'un iota à ce pour quoi elle s'orientait.

C'est un discours que j'ai entendu de nombreuses fois en cabinet, comme si, avec un peu de ceci et pas trop de cela, cela devait fonctionner. Dans certains cas, cela fonctionne, mais de ce que j'ai constaté au quotidien, c'est généralement en s'imposant certaines choses pendant un laps de temps plus ou moins long que les choses peuvent avancer, ou au contraire ne donner aucun résultat, voire un résultat insatisfaisant.

Chapitre 1 : L'effort

Comme nous allons en parler tout au long de cet essai, mettons-nous d'accord sur ce que représente les efforts : mise en œuvre de toutes les capacités d'un être vivant pour vaincre une résistance ou surmonter une difficulté (définition CNRTL).

Il s'agit de focaliser ses capacités. Un effort n'est pas un élément partiel ou un petit mouvement vers son objectif, comme je l'évoquais en introduction, avec l'exemple de prendre un rendez-vous avec un praticien.

Nous pouvons considérer que les efforts sont donc assez ciblés. Nous ne pouvons pas faire des efforts partout. C'est essentiel, car j'accompagne souvent des personnes qui me disent qu'elles ont fait des efforts pour leur santé mentale, leur alimentation, et pour gérer une rupture, et qu'elles ont explosé.

Cela entraîne souvent une sorte de déprime, une passivité, un peu comme certains symptômes du burn-out où il devient impossible de se remettre en selle. Ainsi, de jour en jour, les mois et les années passent, et elles se dégradent avec la sensation de ne plus avoir le mental ou la force nécessaires.

Gardez à l'esprit que lorsque vous allez FAIRE DES EFFORTS, il est important de déterminer au mieux vers quoi vous souhaitez les orienter.

C'est d'ailleurs une des raisons pour lesquelles les thérapies, même brèves, peuvent, au cumul, prendre un certain temps.

Parce que tout ne peut pas être mis en place d'un seul coup, et souvent, il y a un cumul de petites choses qui constituent la cartographie du malaise ou de la problématique à traiter individuellement.

S'il est possible qu'il y ait des impacts systémiques, c'est-à-dire qu'un point en amélioration ou en recadrage puisse affecter d'autres problématiques, il est utopique de croire que nous allons trouver le "game changer" comme cela. Même si cela influence positivement certaines notions, il faut vérifier qu'il n'y a pas de compensations ailleurs.

Focalisez-vous sur un objectif/processus à la fois pour utiliser toutes vos capacités, qu'elles soient cognitives, physiques, émotionnelles ou spirituelles.

Pour certains, c'est dérangeant parce qu'ils voudraient tout faire en même temps. Si vous êtes ce type de personne et que vous obtenez des résultats positifs en étant multitâches, gardez cette manière de faire vos efforts. Si, en revanche, vous "aimez bien" cette approche, mais que les résultats sont nuls, laissez tomber et sélectionnez une tâche à la fois.

La seconde partie de la définition implique de vaincre une résistance ou de surmonter une difficulté. Dans la notion même d'effort, il y a cette prise en compte de la résistance.

Nous savons que nous allons résister avec nos schémas, nos automatismes, nos habitudes, nos échecs et tout ce qui nous retient de continuer. Car s'il est facile de décider de faire des efforts, il est difficile de dépasser les résistances, tant au changement qu'à notre propre manque d'énergie.

C'est une lutte avec soi-même, et la notion de "vaincre" ne nous place pas dans une démarche où nous nous autorisons à accepter la défaite, mais où nous reprenons continuellement nos efforts pour atteindre notre objectif.

La répétition est souvent un facteur qui entraîne des ennuis, une lassitude, surtout lorsque l'approche des résultats, voire leur obtention, n'apporte pas plus de stimulation que cela.

Il est intéressant, dans la sémantique de "JE VAIS FAIRE UN EFFORT", de pouvoir se dire : "Je vais devoir prendre en compte que je vais rencontrer des résistances et que je n'ai d'autre choix que de les affronter pour atteindre mon objectif."

C'est pour cette raison qu'en cabinet, je brise souvent ce que j'appelle la MOTIVATION ILLUSOIRE. C'est cette étincelle qui nous fait croire que nous sommes animés d'un feu puissant et éternel alors que nous ne sommes qu'avec une petite flamme qui nous fait passer de l'obscurité à la lumière.

Si une personne qui veut travailler sur elle-même prend mal le fait que, potentiellement, elle se raconte des histoires, comme par exemple : "Je suis sûr que physiquement je peux faire telle ou telle chose," et que, factuellement, depuis des années, elle n'a pas été capable de faire un dixième de ce qui est attendu, sa croyance ne sert à rien d'autre qu'à alimenter des fantasmes. Si, en recadrant un peu abruptement, la personne se décompose et perd déjà foi en elle ou, inversement, s'éloigne des faits et de la réalité, cela va être compliqué.

Un récit intérieur plaisant ne prépare que rarement à surmonter les résistances, les habitudes et les échecs lorsque les faits restent négatifs.

Les personnes qui font régulièrement des efforts ont souvent un état d'esprit remarquable, car elles sont capables de se dépasser. Là encore, faites attention aux extrêmes qui peuvent ressembler à une surcompensation et entraîner une décompensation vers un état léthargique.

Surmonter les difficultés ne signifie pas les nier ou les éviter. Comme le mot "lutte" l'indique, c'est un combat frontal que chaque personne faisant des efforts doit affronter.

C'est cette montagne que vous allez devoir gravir, quoi qu'il arrive, en sachant que l'ascension pourra être pénible mais aussi agréable par moments.

Les efforts fatiguent, ennuient et ne garantissent pas toujours la satisfaction. Et c'est pour cela que nous ne sommes pas toujours enclins à CONTINUER nos efforts.

Je pense que tout le monde est capable d'initier des efforts. Ce qui manque souvent, c'est de pouvoir les maintenir, et pour certains, d'en faire une habitude, une routine.

D'ailleurs, les efforts où nous ne luttons plus, où nous ne surmontons plus, et qui ne demandent plus une mobilisation de toutes nos capacités, ne répondent même plus à la définition d'effort. Nous avons intégré le processus.

Chapitre 2 : Satisfaction ou Insatisfaction

Il est difficile de savoir si ce que nous mettons en place et qui demande des efforts va forcément nous apporter de la satisfaction. J'aime utiliser l'exemple du capitalisme. Si je dépense X€ pour un produit, j'espère obtenir une satisfaction à la hauteur de ma dépense.

Je décide d'aller manger au Fouquet's, je dépense 170€ pour mon déjeuner, j'attends une prestation de service et culinaire qui "vaut le coût". Cependant, il n'y a aucune certitude quant à ce que je vais obtenir. Nous pouvons consulter les avis, être dans un état d'excitation et d'attente positive.

Il suffit que nous tombions sur un jour où les serveurs sont malades, que le menu ne corresponde pas à nos goûts, et l'expérience se conclura par une déception.

L'argent représente votre effort, il est élevé et vous investissez, il se peut que vous ayez pour ce repas refusé des pizzerias et des soirées sympas avec des amis pour ce moment. Vous ne trouvez dès lors pas un retour sur investissement qui vous permet de vivre de la satisfaction.

Il y a une association possible : ce n'est pas parce que je dépense beaucoup que c'est nécessairement bénéfique pour moi. Remettez cela dans votre quotidien, sur vos efforts qui ne donnent pas les résultats escomptés. Soit parce que vous n'y parvenez pas, soit parce que le goût de la réussite ne correspond pas à l'idée que vous en aviez.

Votre monde subjectif est souvent plus puissant que l'expérience objective. Ce cumul d'efforts, d'investissement en énergie et en temps, avec des résultats décevants, peut entraîner nombre de consultants à conclure que "CA NE VAUT PAS LA PEINE".

La question que nous pouvons nous poser est de savoir si ce qui va impliquer nos efforts, c'est-à-dire l'orientation de notre énergie, nous apporte, à court terme ou à long terme, un retour au moins acceptable.

Imaginez que vous alliez courir après des décennies sans avoir mis une paire de baskets. Il se peut que l'immédiateté de votre retour sur investissement soit mauvaise, voire que le lendemain soit encore pire.

Cependant, à la fin de la semaine, avec trois sorties de 15 minutes, vous avez la fierté de moins galérer. Cela peut facilement devenir le facteur qui vous fait persévérer et surmonter. Si, en revanche, vous vous êtes fixé l'objectif de courir un semi-marathon, à la fin de la semaine, il n'y a qu'une seule réalité possible : c'est mort, je serai aux urgences au kilomètre 5...

Il y a alors une démarche à mettre en place : celle de bien définir ce que nous sommes prêts à supporter, ce qui nous stimule, et ce que nous ne voulons pas supporter. Un facteur à ne pas négliger est la durée de l'effort.

Si, par exemple, vous êtes diabétique, le temps de l'effort est plus important que celui de perdre 5 kg. Il est donc utile de bien déterminer l'objet de nos efforts.

Et comme vous prenez du temps pour cette détermination, vous vous rendez rapidement compte qu'il y a une précision à mettre en place, et dès lors, faire des efforts sur plusieurs sujets peut devenir délicat.

Il y a donc cet effort qui atteint l'objectif mais qui n'est pas nourri par le résultat. Tout est là, il n'y a rien de particulièrement mauvais, mais cela donne un peu l'impression de "tout ça pour ça". C'est peut-être ce qu'il y a de pire. On pourrait intuitivement penser que non, le pire est de faire des efforts pour un échec, mais au moins, dans ce cas, nous pouvons chercher de nouvelles stratégies, nous remettre en question, avoir des actions post-échec qui peuvent apporter quelque chose.

Mais dans le cas où tout s'est bien passé, nous nous retrouvons là, au sommet de la montagne, avec une belle vue, mais cela ne vous transcende pas. Il y a le fait que vous ayez gravi le chemin, mais là encore, aucune sensation particulière, et pire, vous voyez d'autres sommets, parfois moins hauts, mais qui semblent, d'après leur exposition (fantasmes), plus intéressants que celui où vous vous trouvez.

En somme, vous êtes au niveau zéro du contentement, sans pour autant être mécontent, juste cela ne vous nourrit pas. Cela ne va pas dans le schéma "les efforts paient toujours". La preuve sensitive que ce n'est pas le cas, d'autant plus que peut-être, les autres autour de vous exultent de joie.

Comme je le disais plus tôt, entre le "burnout d'effort" et "l'insatisfaction du résultat de l'effort", nous pouvons nous retrouver dans des états qui ne valorisent pas spécialement l'effort.

Lorsque c'est le cas, il est utile de se poser des questions. Il est possible qu'une déception ou une série d'échecs soient devenus la conclusion généralisée qui mène à "effort = pas de bénéfice".

Cela recoupe bien sûr la bonne définition des objectifs, mais nous savons que ce n'est pas spécialement simple. Parce que beaucoup de personnes prennent en référence des modèles qui leur semblent satisfaits.

Nous le savons, nous ne sommes pas capables de comprendre ce qui se passe vraiment chez un individu. Beaucoup de consultants expriment des choses comme : "Tous mes collègues ou tous mes amis ont l'air d'être tout le temps relax, d'avoir confiance, d'être heureux, de ne faire aucun effort..."

Il est possible que les réseaux sociaux et le monde de la mythomanie n'aident pas à comprendre ce qui se passe réellement, et biaisent les perceptions. Cela touche alors ceux qui se réfèrent ou s'identifient à ces modèles, les entraînant à chercher à faire pareil ou obtenir la même chose.

L'effort va donc être orienté vers un retour sur investissement prémâché, avec des tendances où tout le monde trouve que tel produit, tel restaurant ou tel sommet à gravir est "EXTRAORDINAIRE".

Cette illusion de bonheur, de joie et de satisfaction risque de rentrer en opposition avec l'expérience vécue par monsieur et madame Lambda, qui ont focalisé leur énergie pour vivre la même chose.

S'il est quasiment impossible de n'être qu'en référence interne, il est utile de pouvoir se dissocier des dires et, plus généralement, des commentaires des autres comme références sur ce qui devrait ou ne devrait pas vous convenir.

Vous le voyez certainement avec les commentaires Google : il est possible qu'un commerce soit mal noté et que vous ayez une expérience différente, vous interrogeant alors sur la véracité du commentaire.

C'est votre vision subjective qui va transformer votre expérience. C'est pour cette raison que je vous parlais plus tôt de la notion d'état d'esprit.

Il est de notre responsabilité de nous mettre dans un ÉTAT D'ESPRIT DE L'EFFORT. Si vous gardez à l'esprit "je dois utiliser toutes mes capacités, vaincre les résistances et surmonter les difficultés", vous pouvez jauger votre mindset.

Cela fait un peu mantra, une auto-suggestion que vous pouvez associer à ce que vous souhaitez mettre en place. Cela ne solutionnera pas tout, mais vous rappellera où vous avez mis les pieds.

La satisfaction, ce que j'appelais tout à l'heure le contentement, est quelque chose sur laquelle nous pouvons tous travailler.

Je vais probablement agacer les plus élitistes et perfectionnistes d'entre vous en partageant cette idée de gérer le curseur de votre satisfaction.

Nous pouvons être satisfaits d'un repas au Fouquet's comme d'un kebab. Nous pouvons nous satisfaire de la première place comme de notre simple participation. Il y a deux semaines, nous étions encore dans l'ambiance des JO. Une de nos athlètes françaises de l'heptathlon moderne, vice-championne d'Europe et meilleure Européenne du circuit cette saison, a été interviewée par les micros de RMC Sport.

Chose intéressante, elle a partagé son ressenti sur une compétition qu'elle a complètement ratée, juste après l'équipe féminine du 4x100 mètres. Et dans cette simple séquence, il y avait tous les ingrédients et les réactions relatifs au niveau de satisfaction.

L'une des compétitrices du 4x100 était particulièrement agacée et n'acceptait pas l'échec au pied du podium, avec un esprit enflammé et rageur, ce qu'on appelle un esprit de compétition. Les commentateurs ont rebondi dessus avec un discours du type : "C'est ça qu'on veut entendre, des athlètes qui ont faim, qui ne se satisfont que du meilleur."

Puis il y a eu cette athlète, Auriana Lazraq, qui toute légère et pimpante au micro, explique que ce n'était pas son jour et qu'elle reste particulièrement heureuse de pouvoir profiter des JO en France, qu'elle va passer les jours qui restent à se faire plein de souvenirs. Juste après, de retour à l'antenne, les journalistes étaient dépités, parlant presque d'une erreur de casting pour ces JO, parce qu'elle n'avait pas le goût du sang dans la bouche. Qu'elle pouvait se satisfaire d'une compétition médiocre. J'ai trouvé leurs réactions révélatrices de cette notion du CURSEUR DE SATISFACTION.

On apprend à se satisfaire du résultat de ses efforts, et parfois ils sont maigres, voire inexistants. Mais cela peut être comme cette Bhoutanaise qui termine son marathon trois heures après les championnes, mais qui est satisfaite de son résultat.

Je ne dis pas qu'il ne faut pas viser haut, il faut simplement accepter que parfois nous n'atteindrons jamais les sommets, et que pour autant, les efforts que nous aurons fournis peuvent nourrir l'être que nous sommes.

Est-ce que vous-même vous demandez toujours plus, voire trop ? Là encore, les personnes en burn-out sont souvent celles qui font toujours plus sans jamais profiter de ce qui a été accompli, sans accepter qu'après un gros coup de pression, il puisse y avoir un moment de récupération.

D'ailleurs, le sport est un parallèle que nous pouvons utiliser pour qualifier notre effort. S'il doit être constant, il passe par des moments plus intenses et des moments plus orientés vers la récupération, pour éviter les blessures et le surentraînement.

Il est bien beau de viser les sommets, que nous ne pourrons peut-être jamais atteindre, non pas par incapacité, mais parce que nous nous sommes psychiquement et/ou physiquement abîmés.

Dans votre démarche de faire des efforts, vous pouvez créer une échelle de satisfaction. Cela n'a pas besoin d'être toujours "plus" ou "encore plus", mais juste des critères objectifs à chaque étape pour vous dire : "OK, cela répond à 5 critères de satisfaction sur 10."

Et puis, se contenter de cela pour l'instant, ou peut-être pour toujours. Certains sportifs ne décrocheront jamais le titre et resteront seconds ou au pied du podium. Si cet élément-là détermine leur vie post-athlète, il y aura un paquet de personnes qui risquent de mal terminer.

Chapitre 3 : L'effort qui ne fait pas perdre

Depuis un moment, je rappelle autant en consultation que dans mon quotidien que plus le temps passe, plus nous allons devoir faire des EFFORTS À DURÉE INDÉTERMINÉE.

Vous le savez, que ce soit physiquement ou cognitivement, le temps et l'âge qui passent altèrent les choses normales de notre quotidien.

Nous pouvons rencontrer de plus en plus de difficultés, que ce soit dans nos actions physiques ou mentales. Nous voyons souvent que, sans activités régulières, beaucoup de personnes à la retraite dépérissent.

Il est peut-être utile de considérer que la retraite n'est pas une vie de tranquillité, mais une période où il faut fournir une multitude d'efforts pour ne pas perdre le confort ou la facilité que nous avions sans même y penser.

Beaucoup de personnes commencent à apprendre de nouvelles langues à un certain âge et expliquent que, si elles étaient douées pour ce type d'apprentissage par le passé, il leur est désormais plus long et plus difficile de retenir le vocabulaire ou la syntaxe.

D'ailleurs, cette difficulté à "surmonter" est souvent le point d'arrêt de l'apprentissage de la dite langue.

Le fait de se dire que nous allons devoir faire du sport ou, à minima, de l'exercice pour ne pas perdre trop de masse musculaire, marcher pour ne pas perdre en mobilité, ou jouer à des jeux de logique et de mémoire pour maintenir une dynamique cognitive, peut être étrange quand on sait que cela n'a jamais été nécessaire jusqu'à présent.

Une personne qui a été mince toute sa vie et qui mangeait ce qu'elle voulait pendant des décennies peut, pour des raisons diverses, perdre cette "aptitude" et doit faire des efforts alimentaires, adopter des comportements qu'elle ne connaissait pas.

Ce qui donne une sorte de malaise profond, car ne pas faire cet effort peut entraîner des complications de santé sur les années à venir.

Ce type d'effort, comme celui de se rééduquer après une chute ou une blessure pour ne pas obtenir mieux, voire vraiment moins bien que ce que nous possédions auparavant, mais surtout pour maintenir ou ne pas perdre, est un processus intellectuel difficile à admettre.

Il y a donc à nouveau un état d'esprit spécifique à adopter et à trouver de la gratification dans ce que l'on fait. Si vous restez sur votre curseur de satisfaction d'une personne jeune, vous allez rapidement entrer dans des périodes peu satisfaisantes. Et comme c'est quand même une phase de nos vies, il est utile d'aborder les choses au mieux.

Nous pouvons généraliser cette idée à tout ce qui, dans votre vie, vous impose une discipline particulière. C'est le cas quand vous avez été addict à des produits et substances.

Il est impossible pour vous de céder sans risquer de rechuter.

Pour ceux qui se sont perdus pendant un moment dans les addictions, l'effort qu'ils ont dû fournir est tellement violent vis-à-vis d'eux-mêmes, que l'on comprend que lorsqu'ils cèdent à une tentation trop forte, chaque fois ils s'éloignent de l'arrêt définitif et risquent de ne plus jamais avoir la force de s'en sortir.

Il y a des montagnes que nous ne pouvons parfois pas gravir, et il est préférable de faire des efforts à durée indéterminée avec de petites choses du quotidien, que d'avoir à faire de grandes choses qui, si elles ne deviennent pas des habitudes, finiront par nous épuiser.

Chapitre 4 : L'autogratification

Il est possible que vous ayez attendu pendant des années, surtout lorsque vous étiez jeunes, une valorisation pour ce que vous mettiez en place. Il se peut que vous ne l'ayez pas reçue ou, plus généralement, que vous ne l'ayez pas perçue par les figures d'autorité ou de référence de votre vie.

Il y a une sorte de répétition qui souvent se met en place quand c'est le cas, une attente de plaire et de satisfaire les autres avant même de s'interroger sur le fait que cela vous plaise ou non.

Beaucoup de personnes diront qu'il leur est bien plus facile de faire des efforts pour les autres plutôt que pour elles-mêmes.

C'est une façon de ne pas être au centre du processus, de ne pas être au centre de soi. Des individus devenus parents sont parfois capables de cesser leurs addictions ou de changer complètement leur vie pour le bonheur de leurs enfants.

Cette motivation extrinsèque est d'une puissance extraordinaire, seulement, il est important de prendre en compte une période temporelle assez longue. Tant que les enfants donnent l'impression aux parents d'être utiles ou importants, en somme la même chose que la reconnaissance attendue par les enfants vis-à-vis des adultes, le parent peut se maintenir.

Cependant, comme nous l'avons défini précédemment, c'est une lutte, et parfois les démons que nous pensions avoir vaincus trouvent un moyen de revenir, tapis dans l'ombre.

Il est possible qu'une fois cette sensation d'"inutilité", de non-reconnaissance de soi par l'autre, reprenne sa place, tous les efforts cessent avec à nouveau ce goût amer d'un retour qui ne nourrit plus, de vide.

Si pendant cette période de parentalité, ou plus généralement les périodes où il existe un retour sur investissement suffisant dans ces efforts, il n'y a pas eu un apprentissage avec la gestion des curseurs de satisfaction, avec la nourriture du résultat et l'apprentissage de l'autogratification, il est possible que le manque brutal de cette référence externe provoque un puissant blues.

Certaines personnes parviennent à trouver d'autres sources de gratification dans des groupes, des associations et autres, mais cela ne concerne qu'une partie de la population.

Beaucoup de consultants rient lorsque je leur dis d'apprendre à se gratifier. En général, ils me disent ne pas se considérer suffisamment pour cela, certains parce qu'éducativement on leur a dit que se centrer sur soi était une bêtise et de l'égocentrisme, d'autres parce qu'ils se considèrent comme vides, toujours en comparaison à un modèle externe.

Comme je l'ai dit plus tôt, lorsque je les recadre sur les projections qu'ils se font des autres comme étant "tellement remplis", je leur rappelle que ce sont la plupart du temps des masques/écrans qui projettent une idée, et que leur propre manière de les voir transforme aussi leurs "messages".

Pour ceux qui me suivent depuis quelques années, vous savez que très souvent, cette idée de vide et de non-considération de soi est, à mes yeux, associée à un manque d'amour de soi, et qu'il peut être utile de travailler sur l'auto-amour.

Vous retrouverez un programme mp3 gratuit sur ce sujet pour ceux qui veulent passer de l'autogratification à l'auto-amour : https://hno-mp3-hypnose.com/programme-pour-apprendre-a-saimer/.

Il y a un effort à faire dans cette direction, et cette fois, personne ne pourra vous faire remarquer quoi que ce soit. C'est réellement un travail sur soi, interne, avec une résistance à la considération plus juste de soi.

En général, nous restons, vis-à-vis de nous-mêmes, dans le regard que nos parents ont pu avoir de nous. S'il y avait une insatisfaction constante, de la critique, de l'ignorance, tout comme le fait d'être considéré comme génial, unique, merveilleux ou exceptionnel, il y a de fortes chances que ces suggestions répétitives aient influencé le regard que vous avez de vous-même.

Il se peut que ce que vous voyez de vous ne soit que la redite de ce que les références infantiles vous ont partagé, et que vous n'ayez peut-être jamais pu sortir de ce "sceau hypnotique" qui vous empêche de vous regarder objectivement.

En session, lorsque nous travaillons sur cela, la grande majorité des consultants explique qu'ils savent qu'ils ne sont pas nuls et qu'ils ont même des compétences dans différents domaines de leur vie, mais que leur ressenti, la réponse à l'auto-suggestion scellée, vient spontanément sans effort, comme la rationalisation que nous mettons en place.

Il y a donc une éducation ou une rééducation à mettre en place. Des efforts, qui ont pour objectif de mettre en avant l'objectif et non le suggestif.

Se gratifier peut aussi être vu comme une échelle. Il n'est pas nécessaire de faire ce que l'on voit souvent dans les vidéos de coaching ou de développement personnel, où tout est excessif avec un mode "je suis génial, extraordinaire et sans limites".

Il y a de petites gratifications comme "c'est mieux", "ça avance", "c'est un pas de plus", etc. Des notions qui sont progressives, pas un élément figé et éphémère. Il est préférable de se donner cela que de chercher de grandes choses auxquelles notre être ne croit pas.

Pour une personne qui est en attente de la gratification des autres, cette autogratification ne sera qu'une partie de sa nourriture, mais au moins, à mesure de l'expérience acquise, l'effort prendra aussi une saveur différente avec cette optimisation plus importante vis-à-vis du regard et des remarques des autres.

Conclusion

Il est donc possible de mobiliser notre énergie en la centrant sur des choses que nous considérons comme importantes pour nous. Je vous invite à vous poser des questions sur les efforts que vous faites aujourd'hui dans les différents domaines de votre vie.

Il est possible que vous le fassiez pour une activité sportive ou associative, pour une hygiène de vie ou alimentaire, pour un travail qui rapporte les fonds nécessaires à votre foyer. Déterminez là où vous ressentez que vous fournissez un effort.

Ensuite, prenez un moment, pour chaque élément, pour voir si cela mobilise toute votre personne. Si c'est le cas, évaluez votre niveau de saturation si vous avez plusieurs secteurs d'effort. Si ce ne sont que des coups de pression que vous vous imposez, mais qui ne vous investissent que partiellement, vous pouvez les retirer de la liste des efforts à fournir.

Comme vous le savez, nous sommes limités en temps et en énergie. Il est important de vérifier si, dans ces investissements élevés, nous sommes réellement dans cette forte valeur ajoutée ou non. En somme, suis-je en mode "all inclusive Fouquet's" ou est-ce que je varie entre kebab et bonne brasserie, mais pas haut de gamme ?

À ce moment-là, vous devriez avoir un listing où il ne reste que les éléments qui vous demandent des efforts, et ceux qui sont peut-être des routines ennuyeuses, des coups de pression réguliers.

Maintenant, concentrez-vous sur les différentes résistances avec lesquelles vous luttez dans ce qui reste dans votre liste d'efforts. Est-ce que vous continuez à avoir des résistances continues ? Si c'est le cas, est-ce que vous mettez toute votre énergie (physique, psychique, émotionnelle, spirituelle) à les vaincre, ou est-ce juste partiel ? Si c'est 100 %, vous le laissez dans la liste des efforts. Sinon, mettez-le dans "résistance à gérer".

Il y a des questions à se poser sur pourquoi vous ne l'avez pas surmontée ? Est-ce que vous vous êtes suffisamment investi dedans ? Est-ce que les fois où vous la surmontez, le résultat obtenu vous satisfait pour l'énergie utilisée ? Est-ce si important que cela ? Et si c'est le cas, dans quelle situation et dans quel cas pouvez-vous l'accepter ?

Vous pouvez également vous interroger sur ce que l'on appelle l'auto-sabotage. Posez-vous la question des bénéfices de l'existence de la résistance, et la réponse classique de 90 % des personnes en cabinet est : AUCUNE, ce qui est complètement FAUX.

Bien sûr, ce n'est pas comme si la raison était limpide, logique et facile à capter. Nous restons quand même assez alambiqués lorsqu'il s'agit de nous comprendre.

Il va vous rester dans votre liste les éléments qui répondent de plus en plus à la définition avec laquelle nous réfléchissons depuis le début de cet essai.

Il nous reste à déterminer si vous avez besoin de toute votre énergie pour surmonter cette difficulté.

En général, si vous avez passé les questionnements précédents en maintenant la notion d'effort, ce dernier point ira dans le sens positif.

Ainsi, il y a certainement eu un nettoyage des éléments qui nous demandent des efforts, que nous pourrions appeler F-OR, pour les différencier de nos efforts quotidiens qui ne correspondent pas à la définition.

Vous allez certainement pouvoir vous recadrer, et une nouvelle fois, vous poser la question de savoir si vous n'êtes pas en saturation, si vous ne risquez pas de déraper.

Un peu comme une to-do list quotidienne avec une sorte de matrice d'Eisenhower : Important mais pas Urgent / Important et Urgent / Pas important et pas Urgent / Important et Urgent.

Avec une orientation sur votre temps, votre énergie, et donc les efforts disponibles, mettez tout ce que vous avez vers ce qui est vraiment important, et ce qui est un effort secondaire, planifiez-le pour un autre moment.

Dans les F-OR, il va falloir maintenant déterminer si vous parvenez à obtenir de la satisfaction avec un curseur ajusté. Trouvez un maximum de contentement. Cette étape est difficile, et il y a de nombreuses choses que vous devez faire et qui ne semblent pas gratifiantes pour vous et sans bénéfices.

Il est possible que vous deviez recadrer vos valeurs et vos fonctionnements cognitifs pour trouver la petite flamme dont je parlais précédemment et la maintenir précieusement en vie pour vous réchauffer un peu lorsque la lassitude froide viendra vous mordre.

Déterminez également la période d'effort avec des phases vraiment intenses et des phases où vous pourrez être en mode récupération.

Cette dernière n'est pas à négliger, vous devez là encore éviter les excès qui pourraient vous faire basculer dans un abandon, un "je m'en fous", alors que si vous lâchez à ce moment-là, vous risquez d'entrer dans une spirale qui pourrait vous desservir à court ou long terme.

Lorsque vous réduisez l'intensité de l'utilisation de toutes vos capacités, c'est un peu comme si vous cessiez d'appuyer sur l'accélérateur de la voiture électrique et que vous passiez de 130 à 110 pour pouvoir préserver de la puissance sur une plus longue durée.

Il est utile de faire attention à un schéma assez commun, celui de se dire : "Plus je mets les watts, plus le trajet passera rapidement," mais parfois nous n'avons pas toujours le GPS le plus juste, et nous ne savons pas si nous n'allons pas avoir des détours pour diverses raisons.

Prenez là encore du temps pour définir, dans le processus que vous mettez en place, la gratification et les petites satisfactions que vous pouvez obtenir. La baisse d'intensité/récupération est quelque chose que vous pouvez valoriser.

C'est un peu le jour libre lorsque vous êtes au régime.

Vous allez développer une manière d'appréhender les efforts et les F-OR qui vous permettra de vivre avec un état d'esprit correspondant.

Pensez néanmoins à toujours garder un équilibre. Il n'y a rien de mal à exagérer par moments, par exemple en souhaitant gérer de nombreux F-OR ou en mettant une grosse intensité sur un temps qui peut vous abîmer. L'essentiel est que vous puissiez retrouver une harmonie.

Et puis, comme vous l'avez peut-être remarqué dans cet exercice, certaines choses qui étaient des efforts secondaires ou perçus comme tels deviendront peut-être ces routines ennuyeuses mais que vous faites sans y penser et sans y dépenser d'énergie. Et cela est gratifiant, simplement de pouvoir vous dire que même des choses qui étaient tellement difficiles sont devenues "normales". Ce footing que vous faites maintenant 4 à 5 fois par semaine, non pas 15 minutes, mais une bonne heure simplement parce que vous aimez cela.

Si l'hypnose permet de comprendre quelque chose de concret, c'est que nos transes nous permettent de nous focaliser, et que lorsque nous sommes concentrés, nous développons des compétences et une énergie surprenante. Les efforts s'initient par cette concentration de tout ce que nous sommes pour aller vers un objectif, en étant prêts à un parcours du combattant, mais peut-être que cela pourrait aussi être vu comme un Mud Day.

Réussir à garder de la légèreté, du sourire, et un amusement dans ce qui est difficile à faire, parce que nous n'avons pas le choix et que c'est énergivore, peut être un complément à cette démarche sur l'F-OR que vous venez de lire.

Nous savons que la gamification, même s'il y a aussi des défauts, est une belle manière de se maintenir concentré et plus apte à se gratifier.

Il est possible que pour certains, en finissant cet essai, vous vous disiez que vous n'avez pas plus envie que cela de faire des efforts, et je vous comprends, parce que comme la définition l'explique, c'est beaucoup d'investissement, c'est vaincre des résistances et surmonter des obstacles. En somme, ce n'est pas une sinécure.

Et si, lorsque nous sommes habitués sur certains sujets, cela devient des efforts secondaires, lorsqu'ils sont de vrais F-OR, personne n'est vraiment enthousiaste à l'idée de s'y plonger.

Les experts, les militaires, les sportifs de haut niveau, savent par expérience que cela va être difficile, mais vous allez pouvoir y parvenir, en serrant parfois les dents, mais en sachant déjà où vous posez les pieds.

Valorisez vos efforts, qu'importe s'ils sont secondaires ou non, regardez les choses avec justesse et de manière constructive pour que vous puissiez voir que vous en avez déjà fait. Il y a eu des saveurs variées dans les résultats, il y a des déceptions, il y a certainement un goût amer qui fait que vous n'avez plus forcément envie d'y goûter, mais ce monde demande cet investissement.

Que vous le refusiez ou le détestiez ne changera rien, alors autant vous préparer et accepter cela comme un paradigme, en développant le bon état d'esprit, celui qui fera de vous un être F-OR.

Pour ceux qui veulent discuter de ces idées, partager leurs efforts, leurs parcours, leurs réussites et leurs échecs, j'ai mis en place un groupe accessible gratuitement : https://www.pank.one/tribu-effort

Ne prenez que ce qui est bon et juste pour vous,
Valorisez vos efforts,
Be one

Pank le 27 Août 2024 au Chesnay

Qui est Pank ?

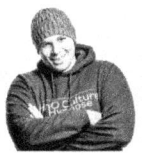

Je suis Pank, praticien en hypnose/hypnosophie et questiosophie. Je reçois en cabinet depuis le début des années 2000 dans le 78.

Je suis, entre autres, instructeur de la National Guild of Hypnosis (NGH), de la Dave Elman Hypnosis Institute (DEHI), de la Silva Method et du NLPU Trainer and Consultancy.

J'ai fondé HnO Hypnose en 2012 pour partager et former sur ces disciplines qui me passionnent.

Ma façon de faire de l'hypnose est assez belliqueuse. En tant que pratiquant de sports de combat, je vois l'accompagnement comme une lutte avec nos propres ombres et malaises.

Mon site : www.pank.one

Pour me contacter : pankhno@gmail.com

All my Links : https://allmylinks.com/pankhno

J'ai mis en place un site de Mp3 et de programmes gratuits sur www.hno-mp3-hypnose.com

www.ingramcontent.com/pod-product-compliance
Lightning Source LLC
Chambersburg PA
CBHW070954220526
45471CB00007B/3023